DÉMONSTRATION RATIONNELLE

DE LA

Non-Transmissibilité

DU

CHOLÉRA ÉPIDÉMIQUE

PAR

L.-G. DELERUE

Ingénieur à Lyon

1868

LYON

IMPRIMERIE DE H. STORCK

Rue de l'Impératrice, 78

DÉMONSTRATION RATIONNELLE

DE LA

Non-Transmissibilité

DU

CHOLÉRA ÉPIDÉMIQUE

PAR

L.-G. DELERUE, ingénieur à Lyon

Brochure in-4º, 1 franc.

RECHERCHES

SUR LES CAUSES PRIMORDIALES

DU

CHOLÉRA ÉPIDÉMIQUE

PAR LE MÊME

Brochure in-4º, 1 franc.

DÉMONSTRATION RATIONNELLE

DE LA

NON-TRANSMISSIBILITÉ

DU

CHOLÉRA ÉPIDÉMIQUE

PAR

L.-G. DELERUE

Ingénieur à Lyon.

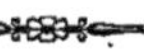

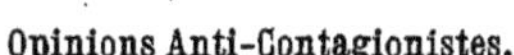

Opinions Anti-Contagionistes.	Opinions Contagionistes.
1831. « Nous sommes convaincus que « ni les individus, ni les effets, ni « les marchandises ne peuvent pro- « pager le choléra. » Conseils de médecine de Moscou, de Saint-Pétersbourg, d'Astrakan.	**1865.** « Les vêtements, les objets de « literie ayant servi à des choléri- « ques peuvent devenir des agents « d'infection. » Docteur J. WORMS.
1832. « Les cordons sanitaires, établis « soit aux frontières, soit autour « des villes, n'ont eu aucune in- « fluence sur le choléra. » Docteurs A. GÉRARDIN et P. GAIMARD, de l'Académie de médecine de France.	**1865.** « Le choléra est contagieux par « infection, de pays à pays, d'indi- « vidus à individus. » Docteur L.-J.-M. SOLARI.

1835.

« Les cordons sanitaires sont de
« vaines précautions. Ils sont inu-
« tiles pour empêcher la propaga-
« tion du choléra.

Commission médicale Lyonnaise, installée
à Marseille en 1835. M. le docteur MON-
FALCON, président.

1835.

« Le choléra ne s'est point mon-
« tré à Marseille par contagion. Il
« n'y a point montré un caractère
« contagieux. »

Commission médicale Lyonnaise.

1849.

« Il n'y a pas lieu d'opposer au
« choléra ni séquestrations, ni qua-
« rantaines. Le choléra est évidem-
« ment affranchi de toute conta-
« gion. »

Docteur Isidore BOURDON.

1850.

« L'expérience acquise a dé-
« montré depuis longtemps l'im-
« puissance des quarantaines et
« des cordons sanitaires. »

Rapport de M. le Ministre de l'Agriculture.

1851.

« Les quarantaines ne peuvent
« rien contre le choléra ; il ne mar-
« che pas de proche en proche. »

Docteur MÊLIER, rapporteur de la Commission internationale.

1865.

« Chaque cholérique rayonne des
« émanations particulières capa-
« bles de faire naître le choléra sur
« un sujet prédisposé. Le choléra
« est infecto-contagieux. »

Docteurs J. LAUGIER et C. OLLIVE.

1865.

« Je regarde le choléra comme
« contagieux. »

E. LITTRÉ.

1865.

« Le caractère contagieux qu'on
« attribue au choléra est très pro-
« bable. »

CHEVREUL.

1865.

« Partout où les hommes et les
« choses se sont fixés, ils ont semé
« la graine de choléra. »

GRIMAUD (de Caux).

1866.

« La transmissibilité du choléra
« est un fait acquis à la science. »

Rapport de M. Robin à l'Académie des
Sciences.

1854.

« Le choléra n'est pas une mala-
« die contagieuse, elle ne se trans-
« met pas par contact. »

Instructions du Comité consultatif d'hygiène,
adressées en France par M. le Ministre de
l'Agriculture.

1865.

« La doctrine qui enseigne que
« le choléra est absolument conta-
« gieux me paraît aussi fausse que
« dangereuse. »

Docteur Max. SIMON.

1866.

« Je repousse les cordons sani-
« taires et les quarantaines comme
« dangereuses et préjudiciables
« pour les populations. »

Docteur PIETRA-SANTA.

1866.

« Je le dis avec ma vieille expé-
« rience, on peut toucher, manier,
« palper de toutes les manières un
« cholérique ou ses effets, sans en
« éprouver la moindre atteinte. »

Docteur GUYON.

1867.

« Le choléra n'est jamais com-
« muniquable par contact. »

Professeur Ambroise TARDIEU.

1866.

« La transmissibilité du choléra
« ne fait plus de doute. »

Docteur ROGER.

1867.

« Un seul cholérique peut donner
« lieu à une épidémie. L'homme
« atteint du choléra est le princi-
« pal propagateur de la maladie. La
« transmissibilité du fléau est cer-
« taine. »

Conférence internationale réunie à Constantinople.

1867

« Le choléra est une affection es-
« sentiellement contagieuse. Il se
« propage principalement par les
« déjections des cholériques et par
« les émanations provenant de leurs
« vêtements. »

Docteur G. LE BON.

Les divergences d'opinions que nous venons de rappeler font voir que le mode de propagation du choléra épidémique
est un problème que la science n'est point encore parvenue à ré-
soudre d'une manière satisfaisante ; les théories se sont entre-
choquées pendant un demi siècle et la lumière ne s'est pas faite.

La doctrine de la non-transmissibilité qui, vers 1832, a été
soutenue avec la conviction la plus profonde par les sommités
médicales, et qui a prévalu dans une grande mesure pendant les
premières invasions du fléau, paraît avoir perdu plus tard quelque
terrain sans qu'on puisse en saisir la raison déterminante.

Pour combattre cette doctrine, alors en faveur, on a cherché
à s'appuyer sur des expériences qui sont restées douteuses; on
s'est étayé sur des faits embigus, pour la plupart mal interprêtés
ou présentés de manière à ne retenir que ce qui pourrait être fa-
vorable à l'attaque.

Quoiqu'il en soit, ces faits de prétendue contagion, demeurés
rares d'ailleurs, ne sauraient détruire les nombreux cas d'*immunités* qui ont éclaté sur tous les points de l'Europe. C'est donc en
vain, nous le croyons, que des efforts ont été tentés récemment
dans le but de diminuer la portée de ces faits indéniables; ils
subsistent dans toute la force de leur affirmation; ils restent manifestement aujourd'hui ce qu'ils étaient alors; ils valent ce qu'ils
valaient, et, on l'a reconnu maintes fois, ils ont été à toutes les
époques, nombreux, constants, décisifs.

Le choléra de 1865 est demeuré, sans contredit, ce qu'il
était en 1832 ; sa nature n'a pas changé, son mode de propagation

ne s'est pas modifié. Or, quelque soin qu'on ait mis à les choisir et à les élucider, les arguments qu'on a tirés des observations de 1865 n'ont donc pas pu et ne peuvent en aucune manière infirmer les faits antérieurs. Nous avons d'autant plus de confiance dans la vérité de cette assertion qu'à ces diverses époques on n'avait pas, ou on n'avait que peu de prévention ; on constatait simplement, et ces recherches présentées alors sans doctrine préconçue, sans parti pris de faire prévaloir une opinion plutôt qu'une autre, présentent, par cela même, il faut le reconnaître, un haut degré de confiance qu'il est plus difficile d'accorder aux théories qui se sont succédées depuis lors et pour le succès desquelles, de l'aveu même de médecins autorisés on a fait de vaines expériences.

Nous avons pris pour épigraphe la série des principales opinions émises depuis 35 ans sur le mode de propagation du fléau cholérique, afin de rappeler que les controverses n'ont pu parvenir à fixer définitivement les esprits, et que ce grave problème réclame de nouveaux travaux.

Si dans le doute, qui est à peu près le seul résultat auquel on soit arrivé aujourd'hui, on en était réduit à faire un choix entre les deux systèmes en présence, il nous semble, ainsi que nous le verrons bientôt, que la doctrine *contagioniste* entraîne avec elle des conséquences de nature tellement grave, qu'on doit hésiter à l'affirmer, si elle ne repose pas sur la plus éclatante certitude.

Car enfin, il ne peut y avoir de *doctrine contagioniste* sans *exemples de contagion*, et ces exemples doivent nécessairement se manifester, non par de rares et douteuses exceptions, mais par des observations qui soient constantes et qui se vérifient les unes par les autres.

Or, pour que les quelques cas de prétendue transmission sur lesquels on a essayé d'établir la doctrine contagioniste pussent l'emporter, il faudrait détruire les faits beaucoup plus nombreux de *non contagion*, ce qui nous paraît difficile. Nous verrons d'ailleurs que loin de les infirmer, la plupart de ceux là les servent au contraire et leur viennent en aide.

IL peut paraître utile d'insister ici sur le *sens* qu'on doit attribuer à cette expression de *contagion*. Quelques auteurs ont singulièrement élargi, à notre avis, les limites dans lesquelles il convient de se renfermer pour éviter toute confusion. Il est bon qu'on sache à quoi s'en tenir définitivement sur le mode de propagation du choléra. Il faut, comme l'a très bien dit M. le docteur J. Worms, choisir entre les deux camps en présence. Pas de moyens termes; il faut être *contagioniste* ou *anti-contagioniste*.

Il faut absolument que la science dise et que la population sache si, *oui* ou *non*, un cholérique peut communiquer le choléra par son influence propre ou par les objets qu'il a touchés, peu importe que ce soit par contact immédiat ou à distance. Toute distinction qui sortirait de ces limites ne peut que faire naître le doute et la confusion dans les esprits au lieu d'y porter la lumière.

ON entend par maladie *contagieuse* une affection qui se *transmet* d'un individu *malade* à un individu *sain*, par le moyen du *contact médiat ou immédiat*.

Quelques médecins ont distingué, dit M. le docteur Le Bon, « l'infection de la *contagion* et ils ont fait une chose inutile. Que la contagion ait lieu par contact ou par des *miasmes émanant* de l'individu malade, il n'y en a pas moins *contagion* » dans l'un comme dans l'autre cas.

Toute la question, en effet, est posée par cette alternative :
Ou le choléra *est contagieux?*

Et alors, en soignant un malade on court le risque de contracter l'affection dont il est atteint, soit en le touchant, soit en palpant ses vêtements ou les différents objets dont-il s'est servi, soit en absorbant d'une manière quelconque les émanations morbides dont il est le foyer producteur.

Ou il n'*est pas contagieux?*

Et alors le cholérique n'a sur ceux qui l'entourent, que ce soit par contact ou à distance, aucune espèce d'influence directe qui lui soit propre; il ne crée aucun foyer morbide.

Il y a là, comme on le voit, deux situations contraires, bien distinctes l'une de l'autre et qu'un abîme sépare.

Qu'on appelle comme on voudra une affection qu'on contracte *en dehors* de l'influence du malade ou de ses émanations, dans aucun cas, une telle maladie ne peut être qualifiée de *contagieuse* sans commettre une inexactitude de langage.

Il est donc de la plus haute importance de bien distinguer les affections qui se transmettent d'individu à individu, et qui par cela même constituent réellement ce qu'on appelle des *maladies contagieuses.*

De celles que l'on contracte sous l'influence d'une *cause générale,* commune à tous, et auxquelles on a donné le nom d'*épidémiques.*

La gravité de la distinction que nous venons d'établir n'échappera à personne.

Dans le premier cas, en effet, dans l'hypothèse de la *contagion,* il faut, de toute nécessité, avoir recours aux plus cruelles précautions de l'isolement et de la séquestration; il faut instituer les quarantaines les plus longues, établir les cordons sanitaires les plus rigoureux.

Dans le second, au contraire, dans le cas d'*épidémie,* ces mesures qui arrêtent les communications et ruinent le commerce, qui poussent les populations à des actes que l'humanité réprouve, portent toujours à faux et demeurent souvent illusoires et stériles.

Les recherches que nous avons faites et que nous avons publiées récemment sur les *Causes primordiales du choléra épidémique,* nous ont laissé la conviction que cette maladie ne se transmet pas par le contact des individus qui en sont atteints.

C'est en vain, croyons-nous, que quelques médecins ont essayé de faire valoir en faveur de la *doctrine contagioniste,* certains cas exceptionnels de mortalité cholérique; les arguments qui ont été tirés de ces observations demeurées *rares et douteuses* (1), ne sont ni décisifs, ni satisfaisants.

La preuve de la *contagion* n'est pas faite, heureusement ; nous nous proposons d'indiquer dans le courant de cette nouvelle étude, les motifs qui nous donnent la confiance que cette preuve ne se fera pas : c'est dire que nous allons chercher à démontrer que le *choléra n'est pas contagieux.*

Mais nous n'hésitons pas à le déclarer, le choléra épidémique fut-il réellement transmissible par contact, auquel cas,

---

(1) Docteur Max. Simon. *De la Préservation du choléra.*

ce nous semble, son évidence serait éclatante, qu'il y aurait lieu peut-être d'examiner, s'il est utile et prudent d'en proclamer bien haut la doctrine funeste et de jeter ainsi dans les masses (1) « *une* « *conception qui les terrifie* et peut devenir la source des plus « tristes défaillances morales. »

Il nous semble qu'on demande ici des preuves de ces défaillances ?

En voici :

C'est le *Moniteur* qui parle :

« *A côté de quelques exemples de courage impossible (2),* — il s'agit du choléra de Constantinople — « *et de patience ré-* « *signée donnés par les Musulmans et les Grecs, on a vu ici* « *plus d'une scène affligeante : des parents* ABANDONNANT SANS « SECOURS *leurs enfants malades, des fils* CHASSANT *de leur maison* « *leur mère atteinte du choléra ; des mourants* TUÉS A COUP DE « PIERRES. »

Voyons maintenant comment s'expriment les **Membres de la Commission médicale Lyonnaise**, qui donnèrent leurs soins et les conseils de leur expérience, dans le Midi, pendant l'épidémie cholérique de 1835 :

« La terreur était si profonde qu'elle avait éteint dans « beaucoup de familles tous les sentiments de la nature et du de- « voir. Le frère abandonnait son frère, la femme son mari, la « mère son enfant. »

Ici, il est vrai, la terreur ne tue pas à coup de pierres, comme à Constantinople, mais elle laisse mourir sans secours !

Ce sont là des faits déplorables, nous dira-t-on, mais ils sont rares et isolés ?

Non ; — Ecoutez encore :

---

(1) Docteur Max. Simon. *Du Choléra épid.* p. 109.
(2) Citations faites par le docteur Simon.

C'est une instruction rédigée pas une commission instituée en Prusse et chargée d'indiquer les mesures nécessaires pour s'opposer à la *propagation* de *l'épidémie* (1).

Voici ces mesures :

On déclarait :

« Que toutes les maisons et les rues infectées seraient aus-
« sitôt cernées. »

« Que les hommes sains et malades y seraient sequestrés.»

- Qu'on devait tuer les chats et les chiens. »

« Que les volailles auraient les ailes coupées. »

« Que les vêtements des porteurs de malades devaient être
« de longues robes de toile cirée, garnies d'un capuchon et d'un
« masque de même étoffe percé de trous pour les yeux et les
« narines. »

« Que tout malade qui serait transporté à l'hôpital serait
« escorté de deux soldats et d'un agent de police. »

« Q'un homme, agitant une sonnette, précéderait de dix pas. »

« Et qu'à ce signal chacun devait fuir ! »

Et veut-on savoir quel est l'effet immédiat de ces mesures étranges dictées par la doctrine contagioniste ? Est-il besoin de le dire ?

« La population est terrifiée ; chacun s'enferme chez soi ;
« les édifices religieux sont abandonnés, les théâtres chôment, tous
« les lieux publics sont déserts! »

On a cherché quelquefois, si non à révoquer en doute, du moins à expliquer ces défaillances dans un sens qui ne les montrât pas comme des conséquences fatales de la peur de la contagion. Rappelons-nous qu'il ne suffit pas de nier pour avoir raison;

---

(1) Cette Commission avait pour directeur M. le général Tippelskirch et pour président M. de Bassewitz

14

car ici, et ici surtout, la négation est impuissante en face des faits douloureux retenus par l'histoire.

Les *anti-contagionistes*, dit M. le docteur Le Bon (1), « vont jusqu'à affirmer que la doctrine de la contagion aurait pour « conséquence la nécessité de tuer les cholériques, » et, insistant sur le sens critique de son observation, il rappelle cette assertion de M. le docteur Cazalas, inspecteur des armées :

« On abat les animaux atteints du typhus, il est facile de « comprendre ce qu'on doit faire des cholériques pour empêcher « la propagation du choléra. »

Nous ne savons si la peur de la contagion ne fera plus de victimes, mais il est constant qu'elle a poussé les populations à de terribles extrémités, et qu'elle a provoqué des hécatombes.

Et lorsqu'on affirme que les maladies réellement contagieuses n'ont elles-mêmes *rien produit* de semblable; lorsqu'on soutient que la crainte de les contracter par le *contact* n'a jamais exposé les malades à de tristes et effroyables abandons, on a commis une erreur.

Est-il besoin de citer les épisodes connus de la peste ? Est-il besoin de rappeler qu'à une époque qui ne date que d'hier, on étouffait les hydrophobes entre deux matelas ?

•

O_N proclame d'autre part l'empoisonnement des fleuves et des rivières par la filtration des déjections ménagères à travers le sol des villes; on oublie encore ici les massacres qui, au

---

(1) Savant article inséré dans le *Moniteur scientifique*, page 985, année 1867.

xive siècle ensanglantèrent Mayence, Strasbourg et presque toutes les villes du Rhin, à propos d'empoisonnement des eaux publiques.

Et qu'on objecte pas que c'est là de l'histoire surannée, digne des temps de barbarie; qu'on ne dise pas que la diffusion des lumières a fait disparaître désormais la possibilité du renouvellement de ces scènes affligeantes. Ce serait en vain, car ces désordres ont eu lieu de nos jours, on les a vus pendant les épidémies de 1832 et de 1835, à Paris, à Marseille, à Arles, à Beaucaire et à St-Marcel; à St-Loup, des étudiants en médecine ont été maltraités et poursuivis à coup de pierres.

Et s'il faut une date plus récente encore, une date d'hier, cette fois, nous citerons les massacres d'Albano, en 1867.

Tant il est vrai, comme l'a très heureusement exprimé la Commission médicale Lyonnaise, que « ce que l'esprit humain « gagne à passer des siècles de ténèbres à l'âge des lumières, c'est de « *changer d'erreur*. Le peuple de Moscou et de Londres, comme « celui de Paris et de Marseille, n'accusait plus de l'épidémie « comme en 1347, les maléfices des juifs, mais il *n'en croyait pas* « *moins à l'empoisonnement des puits et des rivières*. L'expé- « rience de la veille devait être perdue pour le lendemain. »

Et qui le croirait, comme en 1835, cette expérience trop chèrement payée est encore perdue aujourd'hui; car, si on ne pousse plus à croire aux maléfices des juifs, comme en 1347, si on ne croit plus aux empoisonnements des puits et des rivières, comme en 1832 et 1835, on enseigne, en 1865, qu'il faut toujours croire à l'empoisonnement des eaux publiques; mais, *changeant d'erreur*, cette fois, c'est par la filtration à travers le sol des villes, des déjections des cholériques, que les populations peuvent s'empoisonner!...

Nous ne savons si ces faits se renouvelleront; ce qu'on peut affirmer et ce que personne n'ignore, c'est que la terreur, de quelque part qu'elle vienne, est *mauvaise conseillère* et qu'il ne faut jamais l'évoquer.

Sᴜʙɪssoɴs, dans la mesure obligée, les contagions *réelles*, mais gardons-nous d'en augmenter la liste déjà trop longue et craignons, dans tous les cas, de créér imprudemment une contagion qui n'existe pas.

Jusqu'à ce jour, en effet, on n'a donné pour *toutes preuves* que « *quelques cas douteux* » (1), et de savants médecins ont « trouvé que ces cas, demeurés rares d'ailleurs, ont *leur explica-* « *tion naturelle et plausible en dehors de la doctrine contagio-* « *niste* (2). »

La contagion cholérique existe ou n'existe pas, et il ne saurait y avoir ici de moyen terme.

Si elle existe, elle n'a pas besoin de théories tardives (3), elle les aurait devancé, ce nous semble, et ses manifestations foudroyantes éclateraient à chaque pas.

Si, au contraire, elle n'existe pas, ... Contagionistes, qui n'apportez que des preuves insuffisantes, comme cela paraît ressortir de vos travaux, au nom de l'humanité, abstenez-vous.

Oɴ vient de voir tout le mal qu'a produit et que produirait certainement encore la doctrine contagioniste du choléra, si elle était généralement admise par la population à l'égale d'une croyance.

Combattons donc, autant qu'il est en nous, tout ce qui tend

---

(1) Docteur Max. Simon.

(2) Leçons de M. le professeur Tardieu.

(3) En 1832, la doctrine contagioniste, on le sait, n'avait eu que peu de défenseurs.

à lui donner une funeste **popularité**. La santé publique est gravement intéressée à ce que la *non-transmissibilité* du choléra soit reconnue et mise largement en pratique. Essayons donc de faire la preuve de cette vérité et nous aurons donné à la population le calme et la sécurité, qui sont si nécessaires en temps d'épidémie.

SI, comme nous l'espérons, nous parvenons à démontrer que les arguments contagionistes ne sont pas décisifs comme il devraient l'être *nécessairement* en pareille matière.

Si nous pouvons écarter, comme n'ayant pas la valeur qu'on leur attribue, les faits qu'on a laborieusement accumulés en faveur d'une théorie qui, en définitive, n'a conduit qu'au doute.

Si, enfin, des faits d'immunités considérables, nombreux et bien constatés affirment, en dehors de toute prévention, que le choléra s'est montré constamment affranchi de tout caractère contagieux, nous aurons fait double preuve, ce nous semble, et rempli notre but, qui est de proposer comme une vérité que l'humanité a intérêt à proclamer bien haut :

QU'ON PEUT EN TEMPS D'ÉPIDÉMIE CHOLÉRIQUE SOIGNER SON PÈRE MALADE, VEILLER AU CHEVET DE SA MÈRE SOUFFRANTE, SECOURIR SON FRÈRE OU SON SEMBLABLE ENFIN, SANS CRAINDRE UNE CONTAGION IMAGINAIRE ET SANS TREMBLER AU CONTACT DES ÊTRES CHERS QUI VOUS APPELLENT A LEUR LIT DE DOULEUR, ET QU'UN PEU DE COURAGE POURRAIT SAUVER.

ON a fait, pour affirmer la contagion du choléra, des efforts considérables. On l'a cherchée partout : Dans les eaux

viciées des fleuves et des rivières, dans celles des lacs et des puits.
On a cru la saisir dans les miasmes, on l'a trouvée dans les sueurs
et dans les diverses émanations des cholériques, dans les déjections et sur les effets des malades; on a eu peur des cadavres; on
a parlé de l'infection des marchandises; les lettres des postes et
les paquets des Messageries portaient avec eux, dans eux, sur eux,
le germe morbide. On a supposé la transmission du choléra par
des personnes atteintes simplement de diarrhée ou de cholérine.
Enfin, comme il fallait, pour que la théorie fut complète, que la contagion se montrât en tout et partout, on a essayé de proposer la
transmission du choléra par des personnes saines.

Voyons donc les faits qu'on invoque en faveur de cette doctrine, les arguments qu'on fait valoir et les conséquences qu'on en
tire.

Eₙ 1865, le choléra épidémique éclate à Marseille.

Aussitôt les regards se dirigent vers le port. Le *Stella* y
est signalé, il vient d'Alexandrie; mais Alexandrie, on le sait, depuis quelque temps déjà, et décimé par le fléau épidémique.

Plus de doutes; c'est le malheureux *Stella*, ce sont ses marchandises et ses passagers qui ont apporté le choléra.

Marseille est sous le coup d'un empoisonnement public,
immédiat; c'est du moins la doctrine contagioniste qui l'enseigne.

Il y a sept bâtiments dans le port, ils comptent 849 hommes.
Ils viennent tous de pays suspects. Nous ne savons pourquoi le
Stella seul est accusé d'avoir fait tout le mal; il est arrivé le premier;
les autres ne sont entrés dans le port que sept ou huit jours plus
tard; il n'importe.

La doctrine contagioniste est posée en principe, il faut s'incliner.

Examinons?

Et d'abord, voyons comment d'honorables et savants médecins de Marseille constatent la *constitution médicale de cette ville* :

« Rien dans nos observations particulières » disent-ils (1);

« Rien aux hôpitaux civils; rien aux hôpitaux militaires; »

« Qui pût même faire présager une épidémie choléri-
« que. »

Veut-on savoir quelle date on assigne à cette déclaration grave, il faut l'avouer, de ces hommes de la science?

C'est la FIN DE JUIN.

Et cependant le *Stella* est là depuis le *9 du même mois.* Comme lui, les six autres navires sont entrés *en libre pratique.* Leurs marchandises sont dirigées sur *tous les points* de la ville. Leurs passagers *circulent librement* dans Marseille.

Et ces bâtiments qui portent le fléau dans leurs flancs, et ces marchandises qui recèlent les *germes* morbides dans leurs plis, et ces passagers qu'on nous représente comme étant dans un état de malpropreté repoussante, circulent dans la ville librement, impunément, *depuis le 9 juin.*

Et Marseille n'a rien, ne s'aperçoit de rien, ne ressent rien. Il est seulement ému par les nouvelles qu'il reçoit d'Alexandrie et des côtes d'Italie, où le choléra fait les plus grands ravages.

Que devient donc la contagion ?

Nous sommes arrivés à la *fin de juin* cependant ; les navires *empoisonnés* ou *prétendus tels* sont là depuis *21 jours*, et la contagion n'agit pas ; et le choléra n'est encore là qu'à l'état de menace doctrinale !

---

(1) Docteurs J. Laugier et C. Ollive.

On est d'accord pour enseigner qu'il ne faut aux germes cholériques que de cinq à sept jours d'incubation. Le choléra va donc frapper?

Non pas encore.

Le fléau ne se déclarera pas dans la huitaine qui suit l'arrivée du *Stella* à Marseille, pas même dans les vingt-un jours; ce n'est que le **23 juillet** que le *premier cas* est constaté officiellement (1); c'est-à-dire *45 jours* après que le *Stella* est accusé d'avoir empoisonné Marseille!

Encore une fois, où est la contagion?

On a objecté que, pendant cette période qui a précédé la déclaration officielle du 23 juillet, le calme a été plus apparent que réel, et que la mortalité cholérique *a dû être* cachée pour ne pas effrayer la population.

L'argument n'est pas sérieux.

En effet, si les médecins n'ont pas signalé ostensiblement les cas qu'ils ont connus, et si la presse s'est abstenue de les publier, il n'en a pas été de même de l'*état-civil* qui n'a pu se dispenser, lui, quelque soit la grandeur du motif, de procéder aux *inscriptions légales*.

Voyons ce que dit l'état civil?

Le Voici:

La mortalité de Marseille jusqu'au 23 juillet 1865, comparée à la mortalité de 1864 et de 1863 qui, comme on le sait, sont des *années entièrement indemnes d'aucune épidémie*, est donnée par les chiffres suivants:

Au 23 juillet 1865, on constatait en moyenne 31 décès par jour;

Au 23 juillet 1864, on avait constaté en moyenne 30 décès par jour;

---

(1) *Etudes sur le choléra de Marseille en* 1865, J. Laugier et C. Ollive, doct^{rs}.

Au 23 juillet 1863, on avait constaté en moyenne 30 décès par jour.

On le voit, le *contact* des 7 navires et des 849 passagers qui sont entrés à Marseille, en *libre pratique*, depuis le 9/15 juin, depuis 45 jours, n'a donc *eu, en 1865, aucune influence* sur la *santé publique?* Et cela est vrai, puisqu'on ne constate depuis le 9 juin qu'une mortalité moyenne par jour de *31 décès*, alors que la mortalité moyenne correspondante des années 1864 et 1863 est de 30 décès.

Il n'y avait donc pas véritablement d'épidémie cholérique à Marseille *avant le 23 juillet?* Car il est évident qu'il n'y a pas d'*épidémie* sans mortalité *exceptionnelle.*

En présence de ces faits authentiques, indéniables, que devient donc la contagion? Où est-elle?

On a beaucoup insisté sur la mortalité des médecins.

Examinons cette question de près, et voyons si la contagion est là plus qu'ailleurs.

Les personnes les plus exposées *au contact* des cholériques sont évidemment après la famille, les médecins, les élèves, les religieuses, les infirmiers, etc.

Eh bien sur environ 1,854 décès cholériques constatés à l'état civil de Marseille, en 1865, on a perdu :

2 Médecins ;
2 Elèves ;
5 Infirmiers ;   } sur 1,854 décès cholériques.
1 Religieuse.

Nous le demadons sérieusement, est-ce là *une proportion,*

toute déplorable qu'elle soit, dont se contenterait la *contagion* si elle existait ?

Voyons ce que disent, d'autre part, les rapports officiels de MM. les docteurs A. Gérardin et P. Gaimard, de l'Académie de médecine de France :

Sur 253 personnes attachées au *service médical* de Cronstadt, en 1832, *4 seulement* ont été frappées par le choléra.

A l'hôpital provisoire du quartier de l'amirauté, à St-Pétersbourg, sur 58 infirmiers de service, *1 seul* est contaminé.

A l'hôpital de la marine à St-Pétersbourg, *pas un seul cas* de choléra ne s'est déclaré sur 43 personnes attachées au service médical de cet établissement.

A Cronstadt, *4 cas seulement* se déclarent à l'hôpital de la marine, sur 243 infirmiers.

A l'hôpital Demidoff, à St-Pétersbourg, *2 femmes* seulement sont atteintes sur 44 personnes attachées au service médical de l'établissement.

Est-ce assez concluant pour repousser la contagion en ce qui concerne les médecins et leurs aides? On a proclamé bien haut cependant que le service médical avait été frappé d'une *manière exceptionnelle*. On s'est trompé. Comme tout le monde, et ici plus fâcheusement qu'ailleurs peut-être, les médecins sont soumis à la loi commune des *influences épidémiques*.

EXAMINONS encore.

On nous accordera bien, ce nous semble, que la contagion doit vouloir *nécessairement une progression* quelconque dans la mortalité qu'elle provoque.

Le premier cholérique autour duquel se pressent un certain nombre de personnes dévouées, parents, amis, médecins, gardes, religieuses, etc., donnera au moins lieu à un *second cas*. Si non, pas de contagion possible (1).

Ces deux cas en produiront chacun un ou deux autres; voilà 4 cholériques qui en contamineront, soit par eux-mêmes, soit par les effets qu'ils auront touchés, quatre autres, puis huit; ... N'allons pas plus loin; si cette progression ne se justifie pas exactement dans ces termes, elle sera moindre, mais il y aura progression, nécessairement, fatalement, si non encore pas de contagion.

Eh bien, dans aucun cas, croyons-nous, et dans aucune contrée, la *contagion* ne paraît avoir montré cette progression, qui doit être comme une conséquence fatale du contact des malades avec les personnes qui les entourent.

Rappelons, au contraire, qu'il a été constaté « que l'*épidé-* « *mie* de Marseille, comme beaucoup d'autres, semble ne s'être « établie qu'avec peine pendant une période de *un mois après le* « *premier décès* (2). »

La contagion n'a donc encore eu ici aucune influence sur la mortalité cholérique ?

Recherchons en outre quelle est la situation particulière des personnes de dévouement dont nous venons de parler, pendant une épidémie cholérique, et faisons cet examen par rapport aux milieux dans lesquels elles se trouvent constamment plongées.

On sait, qu'en dehors même de l'*influence supposée* des vomissements, des diarrhées et des sueurs des malades, les émanations qui proviennent des expirations pulmonaires d'un cholérique peuvent être estimées à environ 500 centimètres cubes par chaque mouvement respiratoire.

---

(1) Nous ferons remarquer que nous sommes ici sous l'influence épidémique générale et que la mortalité pourrait naturellement avoir lieu *indépendamment* de la contagion même, si elle existait.

(2) *Etudes sur le choléra de Marseille*, 1865, J. Laugier et C. Ollive, docteurs.

Or, si nous supposons 30 mouvements, en moyenne par minute, nous trouvons une production de 15,000 centilitres, soit *900 litres* par heure et par cholérique; soit encore par chaque salle d'hôpital de 10 personnes, 9,000 litres par heure.

Telle est l'énorme quantité d'émanations morbifiques qui *doivent agir* dans le sens qui est enseigné par la doctrine contagioniste. Que serait-ce donc si nous ajoutions à ce volume les émanations provenant des vomissements, des diarrhées et des transpirations des malades?

Eh bien, on peut en juger maintenant, c'est dans des milieux empoisonnés de la sorte et dans cette proportion vraiment effrayante que les poumons (1) des médecins, de l'infirmier, du garde-malade et de la sœur de charité, sont pour ainsi dire constamment noyés pendant les longues journées d'une période épidémique ;

Et l'on voudrait, la *contagion* étant vraie, que ces personnes ne fussent pas foudroyées coup sur coup?

S₁ la transmissibilité était un fait réel, est-ce que de pareilles immunités pourraient avoir lieu? Est-ce qu'elle ne se manifesterait pas comme elle le fait, par exemple, dans d'autres maladies réputées contagieuses?

Quand un enfant a la coqueluche et qu'un enfant sain s'en approche, il prend la coqueluche. Il en est de même *nécessairement, fatalement*, d'un deuxième, d'un troisième,.... d'un 80ᵐᵉ contact. Les deux dixièmes des enfants résistent ou sont réfrac-

---

(1) « C'est principalement par les *voies respiratoires* que l'agent toxique pénètre « dans l'organisme. » Commission internationale de Constantinople, 1865.

taires pour des causes qui restent inconnues ; mais 80 pour 100 la prennent, comme nous l'avons dit, *nécessairement, fatalement.*

Quatre-vingt-dix pour cent, et peut-être plus, des personnes qui sont mordues par un chien enragé, qui sont touchées par la morve d'un cheval, ou mises au contact d'une affection charbonneuse, contractent nécessairement, fatalement, la *rage,* la *morve,* le *charbon,* toutes à une fraction près.

Il en était de même à peu près de la variole, avant que la vaccination ne fut connue.

Il en est de même encore pour la rougeole, la scarlatine, la gale, et pour quelques autres maladies dont la transmission par contact ou à distance *n'a jamais demandé, pour être évidente, les longues et interminables controverses qui se sont produites à l'occasion du choléra.*

Voilà, à notre avis, la contagion telle qu'elle est quand elle existe et telle qu'on doit toujours l'entendre et la considérer.

En dehors de ces conditions, qui veulent que toute maladie contagieuse soit le résultat ordinaire du *contact* ou de *l'infection,* il n'y a pas de contagion, il ne saurait y en avoir.

Pour prouver la contagion on a fait, d'autre part, des expériences de diverses natures ; on a cherché à donner le choléra à des animaux.

Les expériences ont réussi, dit-on, « *chaque fois que les* « *observateurs se sont placés dans des conditions convenables.* »

Ces cas se sont-ils rencontrés *communément,* comme cela doit être quand il s'agit *d'asseoir* une doctrine ? Quelles sont ces conditions convenables ?

4

En réalité, et pour parler exactement, comme il convient de le faire en pareille matière, ces expériences *ont réussi* ou elles *n'ont pas réussi?*

Il faut le dire brutalement comme un fait ;

Nous allons voir comment elles ont réussi.

En 1832, Magendie injecta 120 grammes de *sang de cholérique* sous la jugulaire d'un chien. L'animal succomba après avoir *présenté des symptômes* ayant la plus grande *analogie* avec le choléra (1).

Le chien a-t-il eu, ou n'a-t-il pas eu le choléra? c'est, ce nous semble, ce qu'il fallait dire *sans réserves.*

On rapporte ensuite deux expériences de Renault, en 1851, et de Mayer, en 1852.

Lindsay, d'Edimbourg, qui a renouvelé les expériences de Mayer, nous dit ce qui est sorti de son travail :

« *On n'obtient pas de résultats concluants* en *nourrissant* « des animaux avec des déjections cholériques. »

Est-ce clair ?

On voit donc que *pour réussir* à donner le choléra, il ne s'agit déjà plus, comme en 1832, de 120 grammes de sang de cholérique; nous allons voir qu'il ne suffit même plus de les en nourrir. Il faut les tuer.

Et en effet, voici comment Lindsay, qui n'a pas pu réussir à cholériser les animaux par les formules indiquées, opéra dans la suite de ses expériences :

« Il exposa alors les animaux aux miasmes qui se dégagent « des vêtements, des déjections et du sang des cholériques. »

Il fit beaucoup plus comme on va le voir.

---

(1) Des expériences faites à l'Hôpital de Varsovie, en 1831, sur des lapins, des poules, des pigeons, etc., ont démontré que la transmission du choléra de l'homme à ces animaux *a été impossible.* Docteur Guyon.

« Il eût le soin de placer ces mêmes animaux dans de
« *mauvaises conditions* hygiéniques ; ils les mit dans un *espace*
« *obscur et humide*, il les *priva d'air*, il leur donna de *mau-*
« *vaises nourritures (1)*. »

Est-ce assez pour mourir ?

Et que croit-on que va dire l'expérience ?

Que sur le nombre des malheureux chiens soumis à ce trai-
tement étrange, *quelques-uns* seulement succombèrent.

Vraiment on succomberait à moins, et il faut avouer que
dans de telles conditions et soumis à de pareilles tortures, il ne
faut guère avoir le choléra pour mourir.

En 1854, M. Tiersch, de Munich, a fait donner à des souris
du papier *trempé* dans des *évacuations cholériques.*

Comme toujours il n'est rien résulté de concluant.

Tout ce que cet expérimentateur a remarqué :

C'est que les *déjections fraîches* ne produisent aucun effet (2).

Et que les déjections *trop anciennes* n'en produisent pas
davantage.

Est-ce encore clair ?

Il paraît qu'il faut que les déjections soient choisies ; qu'elles
soient d'âge moyen ?...... Et M. Tiersch a fait 124 expériences
pour obtenir ce résultat dont la doctrine contagioniste s'est fait une
arme pour combattre ses adversaires,

Serait-il donc vrai, comme l'a sagement dit un maître de la
science (3) « que trop souvent on se livre à des expériences pour
« *prouver une théorie*, au lieu de les faire pour *chercher une vé-*
« *rité ?* »

---

(1) Citations de M. le docteur Le Bon.

(2) Il faut bien dire que les déjections *fraîches* ou *anciennes* des cholériques
ne produisent *aucun effet*, puisque les médecins en sont remplis pendant leurs
longues et pénibles opérations et qu'ils n'en meurent pas.

(3) M. Cl. Bernard.

De l'aveu de beaucoup d'observateurs, et qui plus est, de par les faits eux-mêmes, aucune expérience n'a positivement réussi à donner le choléra.

Mais alors même qu'on eut réussi une fois complètement, —ce qui ne s'est pas vérifié,— cela ne saurait suffire, et quand, en pareille matière, une expérience est faite pour prouver une *doctrine*, il faut absolument, nécessairement, qu'elle soit concluante, non pas une fois, non pas dix fois, mais cent fois, ou la doctrine doit s'incliner. C'est à cette condition, mais à cette condition seule que dans l'espèce, la *contagion* peut exister.

Sérieusement, est-ce que la variole, la scarlatine, la coqueluche ont eu besoin de ces efforts inouis pour manifester leur contagiosité ? Est-ce que la gale, la rage, le charbon ont besoin pour s'inoculer d'autre circonstance qu'un simple contact.

Encore une fois, lorsque la contagion existe réellement elle se montre d'elle-même, ou elle n'est pas.

On a avancé, d'autre part, que la contamination de l'eau des fleuves, des rivières et des puits, par les déjections cholériques est une des causes les plus puissantes de la dissémination du choléra, et que ces déjections peuvent, par filtration, altérer une quantité considérable des liquides et *empoisonner les populations ?*

Est-il besoin de réfuter une pareille proposition ? Ne porte-t-elle pas avec elle la preuve de son absurdité ?

Comment ? On a vu que les déjections des cholériques *ne produisent* AUCUN EFFET quand, *en possession de leur maximum d'influence morbide* on les introduit directement dans l'organisme ; et ces mêmes déjections *filtrées* dans les rivières et étendues de plusieurs millions de fois leur volume d'eau, seraient capables de produire les plus effroyables ravages ?

Est-ce sérieux, cela ?

Voyons encore.

On sait que le choléra, très capricieux dans ses pérégrinations, disparaît quelquefois tout à coup d'une province ou d'une localité qu'il vient naguère de décimer. Pour qui douterait de cette bizarrerie généralement prouvée par des faits historiques, nous citerons ce seul cas entre beaucoup d'autres. Il est rapporté par M. le docteur Foissac (1) :

En 1817, le choléra attaque sur la *rive droite* du Bétoah, une armée de 100,000 hommes, composée de 10,000 anglais et de 80,000 indigènes.

En six jours le fléau moissonne 20,000 personnes.

L'armée *tout entière* passe sur la *rive gauche*, et le choléra s'*éteint* SUBITEMENT.

Notons en passant que si une rivière devait être empoisonnée par les filtrations des déjections cholériques, c'était bien à coup sur *le Bétoah*.

Nous est-il permis maintenant de supposer un cas de choléra ravageant *hier* les populations, diminuant *aujourd'hui* pour disparaître subitement *demain;* le fait a été constaté maintes fois ?

Eh bien! les déjections ont été jetées; elles sont en voie de filtrer; dans quelque temps, — mais dans quelque temps seulement, — car quand on pose un principe, il faut en accepter toutes les conséquences logiques, ces déjections seront en rivière; mais pendant la période nécessaire au filtrage prétendu de ces déjections, nous l'avons dit, le choléra a disparu subitement.

Comment donc les filtrations qui devaient empoisonner les populations sont-elles devenues tout à coup inoffensives.

---

(1) Citation de M. le docteur Simon.

Sur quels points de leur parcours d'ailleurs empoisonnent-elles ? et à quel moment cessent-elles d'être morbides ?

Eh mon Dieu ! pourquoi ne pas se faire cette réponse toute simple et toute naturelle : C'est que les déjections ne filtrent pas apparemment à la manière et avec l'énergie qu'on leur suppose. Elles auraient d'ailleurs trop de chances de s'épurer en chemin ou de se neutraliser. En admettant même que les filtrations, fussent-elles viciées, aient lieu dans une certaine mesure, ce n'est que par quantités infiniment petites, ce n'est que par doses déjà réduites par leur mélange dans plusieurs *millions de fois* leur volume d'eau; mais alors elles ne sont pas capables de corrompre de pareilles masses liquides.

La fameuse pompe de *Broad Street*, qui a été accusée d'avoir empoisonné *Londres* en juillet **1866**, n'était mauvaise que parce qu'elle se trouvait alors au milieu d'un quartier entièrement soumis aux *influences générales* de l'épidémie.

La malheureuse rivière *Lea*, contaminée par les déjections et les lavages des habitants et par les prétendues filtrations cholérigènes, se trouvait dans la même situation.

Quelle peut donc être l'origine de cette étrange proposition de l'empoisonnement des eaux publiques? Sans doute, on a constaté que les épidémies ont suivi avec une certaine constance les rives de fleuves, le cours des rivières et des ruisseaux, le pourtour des lacs et des étangs.

Mais y a-t-il là, nous le demandons, de quoi établir une semblable présomption ?

Le choléra épidémique considéré comme étant *spécial à*

l'homme, peut-il être constaté, oui ou non, là où il n'y a pas de population ? Ne voit-on pas que s'il a fait plus de victimes le long des vallées ou dans les plaines qui les bordent, c'est que là véritablement les populations se trouvent plus particulièrement *groupées*.

Remarquons encore que, pour renforcer l'argument, on ajoute que « le fléau semble abandonner les montagnes élevées » mais on ne voit pas très clairement ce que le choléra aurait à foudroyer sur les pics de l'Himalaya. ·

Demeurons donc dans l'appréciation simple et naturelle des faits et ne forçons aucune situation.

Il est évident que, toutes choses égales, le nombre des victimes est toujours proportionnel à la densité de la population (1); celle-ci, on le sait, est *plus considérable* le long des vallées ; elle est *moins groupée* sur les montagnes. Il en résulte nécessairement, fatalement, que l'épidémie tuera plus de monde dans les plaines que sur les hauteurs.

L_A doctrine contagioniste affirme encore *qu'un seul cholérique* peut donner lieu à une épidémie meurtrière.

On a recherché avec soin, choisi et groupé avec art certains faits exceptionnels qu'on a présentés comme étant le résultat d'une transmission d'individu à individu ; mais ces cas sont demeurés tellement rares, que quelques-uns seulement ont été retenus à chaque invasion ; nous ajouterons même qu'il paraît y avoir pénurie d'argument, car presque tous les auteurs contagionistes citent à peu près les mêmes observations.

---

(1) « L'intensité du choléra est proportionnelle à l'encombrement. » Commission internationale, 1865.

En voici quelques-unes que nous avons prises parmi les plus concluantes :

Un enfant de 4 ans venant d'un village contaminé, situé à 40 kilomètres de Strasbourg — nous retenons cette distance — arrive dans cette ville le 14 août, il meurt 4 jours après.

On constate, en accordant à cette remarque une importance extrême, qu'aucun cas de choléra ne s'était produit à Strasbourg jusqu'au 14 août.

Nous citons avant d'examiner au fond.

Le 21, une jeune fille de la rue des Dentelles contracte le choléra, et meurt ; on ajoute ici, cette circonstance déterminante, que cette jeune fille est morte parce qu'elle *avait vu* le 19 une personne au *service de l'enfant*. — Nous retenons encore cette particularité.

Le 24 août, l'oncle de cette jeune fille, chez lequel elle demeurait, est atteint du choléra ; le 25 il contracte la maladie ; sa femme ne présente qu'un cas de cholérine.

Un habitant du rez-de-chaussée est atteint le 24, et meurt le 25. Deux autres personnes sont frappées le 24 et le 25. Bref il meurt ainsi à Strasbourg 6 personnes du 15 au 30 août, c'est-à-dire en 15 jours.

Citons encore quelques cas :

Dans la nuit du 16 au 17 juillet 1849, M. le docteur L. Gros constate à Ste-Marie-des-Mines, un choléra algide chez une dame venue d'une localité *voisine où régnait la maladie*. Nous soulignons cette remarque.

Dans l'arrondissement de Montargis, en 1854, on cite de M. le docteur Huette, une relation qui tend à démontrer l'importation directe du choléra dans 14 communes.

Ainsi, à St-Maurice, où aucun cas de choléra ne s'était produit, *un premier cas* éclate le 28 juin chez un nourrisson amené la veille de Paris. Six cas éclatent à la suite dans le village et l'épidémie s'éteint.

A Oussoy, un nourrisson, encore amené de Paris, le **27** juin, meurt du choléra le **3** juillet. Six cas dans le village encore, et le choléra s'éteint de nouveau.

Il en est à peu près ainsi pour 14 communes du même arrondissement de Montargis.

Continuons :

M. le docteur Benoît rapporte seize attaques cholériformes produites par un premier cas qui s'était déclaré le **13** août **1854**, au village de *Le Puix*, chez une mendiante venue de Belfort où régnait la maladie.

Le premier cas du village de *Chaux* est constaté le *2 septembre,* et ce village est situé à *une lieue* de *Le Puix*.

Presque tous les faits de transmission du choléra par contact d'individu à individu ressemblent à peu près à ceux que nous venons de citer. Nous répéterons que nous croyons donner ceux qui passent pour être les plus décisifs en faveur de la doctrine contagioniste.

Eh bien, à propos du choléra de Strasbourg, nous nous permettrons de demander ce qu'est devenue cette personne *au service de l'enfant* qui transmet ainsi le choléra *une seule fois* à *une personne* sans le *prendre elle-même,* et qui demeure *désormais indemne* de toute atteinte.

Cet enfant de 4 ans, qui a fait 40 kilomètres n'est certes pas resté seul. Il a été nourri, changé de linge et entouré de soins, ce nous semble; il a eu des compagnons de voyage?

Il n'importe.

Du 14 au 18 août, pendant 4 jours, il ne communique sa

maladie à personne, il ne la donne même pas à sa jeune servante. Celle-ci ne sert que de véhicule pour ainsi dire, puisque sans prendre le choléra elle l'apporte le 21, c'est-à-dire 7 jours après, à la jeune fille de la rue des Dentelles.

Et tout cela se passe dans une ville de 60 à 80,000 habitants, et il faut 7 jours à un enfant placé au milieu d'une population compacte pour transmettre le choléra à *un seul* individu par l'intermédiaire d'*une tierce* personne qui demeure, *elle, réfractaire?*

Est-ce là la contagion dont *un seul* cas, au dire de la doctrine, doit empoisonner toute une contrée?

Mais continuons.

Voyons la transmission de Nogent-le-Rotrou, où le choléra aurait été apporté de Paris.

Il paraît qu'au moment où le premier cas était observé à Nogent, l'Administration de l'Eure-et-Loire convoquait les médecins du département, afin de s'entendre sur les mesures à prescrire pour combattre l'épidémie *qui s'était manifestée à Chartres.*

La maladie régnait donc à quelques lieues de Nogent, et les influences cholérigènes planaient déjà sur le département. Qu'y-a-t-il d'étonnant à ce que le choléra se soit alors montré à Nogent-le-Rotrou?

Les cas de Strasbourg qu'on donne comme des preuves de contagion sont-ils plus concluants?

Comment? On constate un cas, puis un deuxième, puis un sixième, le tout avec une lenteur incroyable, et dans une ville de 80,000 habitants on compte en tout 6 cas en 15 jours?

Où est la progression nécessaire, obligée de toute contagion, alors surtout que rien ne lui manque pour qu'elle se produise : Population compacte, fortement agglomérée, individus malades, contacts nombreux?

Mais cette jeune fille de la rue des Dentelles qui a contracté le choléra parce qu'elle *avait vu* une femme au service de l'enfant mort, n'a donc vu personne, elle ? Et cette jeune personne qui lui a transmis la maladie a donc borné là aussi l'action de son influence morbide ?

Ce sont là des périgrinations bien capricieuses, il faut l'avouer, pour une contagion qui, ce nous semble, est et doit être sujette à des lois constantes.

La doctrine contagioniste proclame bien haut qu'un *seul cholérique suffit* pour empoisonner toute une population. On en compte 6 en 15 jours, au milieu d'une ville populeuse. Ils ont été en contact bien certainement, soit par eux-mêmes, soit par leurs effets, avec un grand nombre de personnes et ils n'ont eu cependant aucune influence sur le reste de la population.

Le cas de Ste-Marie-les-Mines est-il plus concluant ?

On déclare que ce village *est voisin* d'un *autre village contaminé.* Mais ce fait ne s'explique-t-il pas naturellement et suffisamment par l'épidémicité ?

Et ces cas de choléra cités dans *quatorze* communes du seul et même arrondissement de Montargis indiquent-ils, oui ou non, qu'une influence cholérigène plane sur tout cet arrondissement ?

Qu'est-ce qu'une *contagion* qui veut que *deux enfants cholérisés* partent de Paris *sur le sein de leur nourrice*, y demeurent impunément pendant toute la durée du voyage et, laissant intact tout ce qui les a touchés, tout ce qui les a entourés jusqu'alors, *contaminent* St-Maurice et Oussoy aussitôt qu'ils y posent le pied ?

Ce fait ne *corrobore-t-il pas* d'une manière heureuse l'expérience faite en Russie sous les yeux de MM. Gaimard et Gérardin, de l'Académie de médecine, et de laquelle il résulte que des enfants malades ont été donnés intentionnellement à des nourrices qui n'ont pas pris le choléra ?

Et le cas de *Le Puix*, qui date du 13 août 1854, et qui est suivi de **15** autres cas, alors qu'on avoue *qu'à une lieue* de là, au village de *Chaux,* un premier cas n'éclate que **20** jours après.

Peut-on admettre que pendant ce laps de temps il n'y a eu *entre ces deux villages qui se touchent,* aucune communication, aucun échange, aucun contact ? Répondons plutôt avec **M.** le docteur Benoît, qui est contagioniste cependant, « qu'avant le premier « cas, une grande partie de la population *se trouvait sous une* « *influence épidémique générale.* »

Et qu'est-ce à dire, quand on parle de contagion et qu'on la défend par de prétendus faits de *transmission à distance,* ne doit-on pas expliquer comment il se fait qu'un individu contaminé, parti d'un point contaminé, ne développe le choléra que dans la *localité où il s'arrête?* on cite ainsi des parcours par bonds de **40,** de **80** et même de **300** kilomètres (1). Ne doit-on pas dire ce que devient la contagion *chemin faisant?* Son action du point de départ demeure donc inerte *sur la route* et n'est distribuée morbide qu'à son *point d'arrivée?*

Est-ce de la contagion cela?

Sur quoi donc s'appuie la doctrine contagioniste pour enseigner que l'effet « *des germes à distance s'exerce partout où* « *le malade a passé?* »

Où sont, dans le cas que nous venons de citer, et nous en montrerions au besoin une foule d'autres semblables, les *germes laissés en route?*

ON le voit, **M.** docteur Simon est bien autorisé lorsqu'il dit : que « les cas de contagion recueillis dans les foyers

---

(1) *Choléra,* Amb. Tardieu. Dict. d'*Hygiène publique et de salubrité,* 1862, page 449.

« épidémiques ont toujours quelque chose de suspect, en raison
« de l'impossibilité où l'on est de faire la part qui revient à la con-
« tagion, *si elle existe*, et celle qui revient à l'influence épidé-
« mique dont l'*existence est incontestable*. »

Ajoutons que cette opinion est puissamment corroborée par
cette assertion : « que les cas observés *trouvent en dehors de la*
« *contagion une explication naturelle et plausible* » comme l'a
très judicieusement déclaré M. le professeur Tardieu.

D'ailleurs, n'a-t-il pas été constaté à Paris pendant les invasions de 1832, de 1849 et de 1854, — et c'est M. Blondel, ins·
pecteur de l'Administration générale de l'assistance publique qui
parle preuves en mains,—que « lorsque l'épidémie se présente dans
« une localité, on voit la maladie s'échelonner de manière à *ne*
« *laisser soupçonner aucune action* des cas *du dehors* sur ceux
« *de l'intérieur?* »

N'est-ce pas là la négation la plus évidente et la plus incontestable de la contagion ?

« Qu'est-ce qu'une *contagion,* dit M. le docteur Isidore
Bourdon, qui de Trébizonde et d'Erzeroum va brusquement se
fixer à Constantinople, *sans s'arrêter* à Alep et à la Syrie ? »

« Qui des rivages du Levant s'installe aux bords de la
Newa, *avant d'atteindre* Alexandrie ? »

« Qui, de Riga passe à Moscou, plutôt qu'à St-Pétersbourg,
pourtant *plus voisine?* »

« Qui frappe le Caire avant Alexandrie, Riga avant Smyrne,
Londres avant Paris, quoique arrivant du *sud-est,* quoique origi-
naire de l'Orient ? »

« Le choléra est évidemment affranchi de toute contagion
et il n'y a pas lieu de lui opposer ni séquestration, ni quarantaine.»

Telle est la conclusion logique, rationnelle, de ce savant
médecin.

Sérieusement, si la transmission se faisait comme la doctrine contagioniste semble l'indiquer :

Est-ce que Paris qui a compté 50,000 décès pendant les épidémies de 1832, de 1849 et de 1865, et par conséquent 100,000 cholériques au moins n'aurait pas empoisonné Versailles et Meudon ?

Peut-on soutenir un seul instant qu'aucune communication, aucune transaction, aucun contact, soit par les personnes, soit par les effets ou par les marchandises n'ont eu lieu entre la population de Paris et les habitants de Versailles et de Meudon?

Ne sait-on pas que 50,000 Parisiens ont envahi ces deux villes pendant les épidémies meurtrières qui ont décimé la capitale et que la population de Versailles et celle de Meudon sont demeurées *indemnes en vivant néanmoins* pendant des mois entiers au *contact intime* de ces émigrants que la doctrine contagioniste représente comme nécessairement contaminés.

Et les 40,000 Marseillais qui se sont dispersés en 1865, ont-ils disséminé le choléra dans tous les lieux et sur tous les points où ils se sont refugiés.

Et nous autres, Lyonnais, qui en avons reçu près de 15,000 dans nos murs, avons-nous eu un seul cholérique, alors qu'un *seul cas* doit occasionner une épidémie meurtrière ?

N'a-t-on pas vu des Marseillais venir mourir à Lyon du choléra épidémique? N'en a-t-on pas vu arriver malades à Lyon, s'y guérir, retourner à Marseille, y être attaqués de nouveau et mourir, sans laisser à Lyon la moindre trace cholérique?

Où donc est la contagion ?

Si elle existe, comment se fait-il donc qu'à Marseille, en 1865, sur *688 voies publiques* classées, *260 rues* entières *sont demeurées* indemnes de toute contagion?

Dira-t-on que ces rues ont été cernées et que leurs habitants séquestrés n'ont eu *aucun rapport* avec le reste de la ville pendant toute la période épidémique? On sait le contraire.

Eh bien, si tout cela est vrai, et tout cela est de l'histoire indéniable; où donc est la contagion?

Si elle existe, elle doit se manifester évidemment avec plus d'énergie, avec plus de violence et d'intensité dans les rues pauvres, étroites et malsaines, où la *vie en commun est plus générale*, et où les soins sont plus négligés;

Que dans les voies aérées, larges, spacieuses, où la population est plus disséminée et où l'habitude des précautions hygiéniques est mieux suivie.

Eh bien, non; il faut qu'ici encore la doctrine contagioniste soit en défaut.

Ecoutons M. Récamier (1) :

Les rues Cassette, dit-il, les rues St-Dominique, St-Germain, les rues du Bac ont hôtels et jardins; elles sont spacieuses, bien aérées et salubres, elles sont très peu agglomérées.

Les rues de la Verrerie, au contraire, la rue de la Harpe, la ruelle des Marmousets, sont bordées de magasins bas et obscurs, ayant des cours exiguës et noires; ces voies sont étroites, fangeuses et infectes. La vie en commun y est notoire.

Eh bien ! il n'a été constaté que 20 décès par 1,000 habitants dans celles-ci, tandis que les premières ont donné une mortalité de près du double, soit 39 pour 1,000.

La contagion n'est donc pas là.

Si elle existe, où donc est-elle? Comment se fait-il que « l'ac- « tion cholérique redouble par fois d'intensité ou perd tout à coup « de sa force, *sur tous les points à la fois* » ainsi que l'a constaté M. Blondel.

Comment se fait-il que les maladies se soient localisées dans

---

(1) Citation de M. le docteur Max. Simon, *De la Préservation du choléra,* 1865, page 48.

le midi de la France, en 1835 et en 1839, sans retentissement sur la capitale ? (1).

Comment se fait-il que le choléra « ne se déclare à Alexandrie « que le 25 juillet 1848, *bien que depuis très longtemps,* cette « ville reçoive des caravanes et des navires de tout le Levant ? (2).»

Comment se fait-il que Smyrne, qui a conservé « des rela- « tions suivies et *libres* avec Constantinople *alors frappée de* « *l'épidémie,* n'a eù le choléra dans ses murs qu'après *neuf mois* « de la plus entière confiance et d'*échanges non entravés, ni sur-* « *veillés, ni interrompus* avec Constantinople? (3). »

Comment se fait-il que les personnes qu'on a fait trans- porter des établissements infectés ont pu être placées dans d'autres établissements ou disséminées dans Paris, *sans que leur présence ait été signalée* NULLE PART *par l'influence pernicieuse de leur contact?* (4).

Cᴏᴍᴍᴇɴᴛ se fait-il que dans l'Inde on ne croit pas à la contagion ?

M. le docteur Simon nous dit qu'en Angleterre, *malgré les efforts* de la doctrine contagioniste, on persiste à nier la con- tagion.

Le *général Board of health,* corps médical qui, en temps d'épidémie, étend ses pouvoirs sur *toute l'Angleterre* et qui dis- pose non seulement de *tous les médecins* des *Boards* locaux, mais encore des gardiens, des surveillants et de tous les officiers mé_

---

(1) Docteur Simon.
(2-3) Docteur Isidore Bourdon.
(4) M. Blondel.

dicaux des pauvres, *ne croit pas à la contagion* et il s'efforce de faire prévaloir cette idée saine et rationnelle que les *quarantaines ne peuvent rien contre le choléra* (1).

Les contagionistes eux-mêmes sont-ils bien et entièrement convaincus ?

Ecoutons quelques-uns de leur organes autorisés :

« Lorsque le choléra est pleinement déclaré dans un pays,
« il revêt la forme épidémique *et la contagion n'est plus alors* son
« seul mode de propagation (2). »

M. le docteur Worms, de son côté affirme que le choléra
« *n'est pas transmissible par contact.* »

« Le choléra n'est pas contagieux au même degré que les
« maladies réputées telles (3). »

« La transmission du choléra par le contact direct de la
« peau des individus me paraît impossible, » dit M. le docteur
Beaudrimont, et cet éminent médecin paraît néanmoins ne pas se
séparer de la doctrine contagioniste. Il enseigne la contagion par
infection (4).

« Ce n'est ni le souffle, ni la sueur, ni le contact du corps
« qui communique le choléra ; ce n'est même pas en touchant les
« selles ou les matières vomies qu'on contracte la maladie ; le cho-
« léra n'est pas *contagieux mais infectieux* (5) » et M. le docteur
Solari soutient cependant que les opinions anti-contagionistes sont
des opinions usées, des idées extravagantes. On ne peut être plus
expressif.

---

(1) Citation des opinions contenues dans le *Rapport du Comité consultatif d'hygiène publique* présenté par M. Lafont-Ladébat et par M. le docteur Mé-lier, qui a été chargé d'une mission en Angleterre *Choléra*, A. Tardieu.

(2) M. le docteur Le Bon, novembre 1867.

(3) MM. les docteurs J. Laugier et C. Ollive, *Du Choléra à Marseille, en* 1865.

(4-5) Mais l'infection est une contagion à distance. Comment le choléra peut-il être contagieux *de loin*, par infection, sans l'être *de près ?* — par contact?

Que ressort-il de toutes ces divergences d'opinions, si ce n'est — et ceci est significatif — que la croyance en la contagion n'est ni exempte de doutes ni entière dans l'esprit de ceux-là mêmes qui la conseillent ou qui la défendent.

Nous avons vu que la contagion n'a été constatée nulle part d'une manière certaine, constante, décisive. Examinons maintenant des faits directs et positifs de *non contagion.*

Dans le quartier de l'Amirauté à St-Pétersbourg, un hôpital provisoire est établi dans les étages supérieurs d'un bâtiment appartenant à des négociants. 238 cholériques y sont traités.

Au-dessous, se trouvent des magasins et des boutiques occupés par 83 locataires et visités par les habitants qui ne cessent de communiquer entre eux pendant la période épidémique.

Un seul locataire est atteint, et guérit.

Pendant l'invasion de Breslau les communications *restent libres.*

160,000 personnes entrent et sortent de Breslau dans l'espace de 40 jours et on ne compte que quelques *rares malades.*

Moelk est une petite ville située à 12 milles de Vienne. La grande foire y a lieu pendant que l'épidémie est à son plus haut degré d'intensité. Beaucoup de marchandises y sont importées de cette dernière ville. Il y a communications multiples et constantes. *Pas un seul cas de choléra ne se déclare.*

On le voit manifestement, ni les personnes en contact, ni les effets, ni les linges, ni les vomissements, ni les sueurs, ni l'expiration pulmonaire, ni les exhalaisons des malades ne donnent le choléra.

D'un autre côté, le fléau *cesse* de décimer Cronstadt ; il *continue* à St-Pétersbourg, et malgré les *rapports constants* entre les deux villes, Cronstadt reste indemne.

La flotte russe arrive à Cronstadt, qui est *intact*. La flotte est *décimée*, et *malgré ses rapports* avec les habitants, la ville reste indemne.

On a remarqué lors de l'épidémie de Revel en 1831 qu'au moment où les *contacts* sont les plus *multipliés* entre les individus sains et les personnes malades, c'est-à-dire au *summum* d'intensité du choléra, le nombre des personnes attaquées *diminue rapidement*. On constate, en outre, qu'à son apparition dans cette ville, la maladie se déclare *à la fois sur les points les plus opposés*.

Le choléra après avoir quitté Astrakan *n'y reparaît plus*, bien que les bâtiments *continuent à y arriver* de Saratoff, où régnait toujours la maladie, chargés de marchandises, d'effets et d'individus *cholériques* qui meurent à Astrakan sans que le fléau se renouvelle.

On a constaté encore que, dans les hôpitaux civils comme dans les hôpitaux militaires de cette ville, les linges et les habillements qui ont servi aux cholériques, passent à *d'autres malades* sans préparations spéciales et sans qu'il *en résulte le moindre accident*. Les surtouts et les capotes *non lavés* sont portés impunément par plusieurs personnes. Aucune ne contracte la maladie.

Nous le demandons, la non-transmission du choléra est-elle suffisamment prouvée ? Ces faits identiques et constants, indépendants les uns des autres et constatés dans les différents lieux, sont-ils assez concluants ?

Nous avons eu le choléra en 1832. Vomissements, diarrhées, crampes, algidité, rien ne nous a manqué. Eh bien ! pendant les quelques jours qu'a duré notre maladie, qui a été des plus douloureuses, aucune des nombreuses personnes qui nous ont prodigué leurs soins de tous les instants n'a eu la plus légère atteinte. Et cependant, frappé à l'origine de l'invasion, à une époque où le fléau était encore presque inconnu dans la contrée, aucune précaution n'avait été prise pour se préserver du contact.

Reprenons les constatations des savants que nous avons cités plus haut.

Nous avons dit que sur les **764** médecins, aides, sous-aides, infirmiers, gardes-malades, employés aux hôpitaux de **Moscou**, de St-Pétersbourg et Cronstadt, pendant l'épidémie de **1830-1831**, 7 *seulement* sont atteints de choléra, et 6 n'ont que des diarrhées dont ils guérissent promptement

Et cependant, qu'on ne l'oublie pas, ces hommes de dévouement passent leurs jours et leurs nuits au milieu des cholériques et sans prendre d'autres précautions que celles qu'indique la prudence la plus ordinaire. Ils les frictionnent et respirent leur haleine; demeurant pour ainsi dire en contact continuel de chair à chair avec les cholériques, ils les mettent dans les bains, ils les nettoient, les changent de linges, et, couverts des matières des malades, ils passent ainsi des semaines entières sans repos ni trève.

Encore une fois, est-ce que la *contagion* permettrait de pareilles immunités si elle existait?

Citons enfin, pour terminer, le fait suivant, qui à lui seul suffirait pour repousser la doctrine contagioniste :

L'hôpital de l'Ordinka est ouvert à Moscou, le 18 décembre 1830, aux malades cholériques. Il ne comprend qu'*un seul corps* de bâtiment; presque tout y *est en commun.*

Les gens de service *sont les mêmes* pour tous les malades. Le blanchissage du linge se fait en masse, par les *mêmes personnes.* Les parents ont obtenu la permission de visiter et visitent en effet les malades avec la plus entière liberté d'action.

Il est évident que si la contagion existe elle doit trouver dans l'*Ordinka* les conditions les plus complètes et les plus favorables à son développement.

Voici d'ailleurs la composition de cet hôpital, telle qu'elle est consignée dans les rapports officiels de MM. Gérardin et Gaimard, de l'Académie de médecine, adressés à M. le Ministre du Commerce à Paris.

On y comptait :

860 malades ordinaires vivant au milieu de 587 cholériques constatés.

Il faut donc que la contagion se montre ici nécessairement, fatalement.

Non; *pas une seule* des 860 personnes, — déjà malades cependant, — qui ont vécu au contact des 587 cholériques *n'a contracté la maladie.*

Aucun des parents qui les ont visités n'a été contaminé.

Enfin, sur les 123 personnes attachées au service médical et fatiguées évidemment par les longues veilles, deux seulement sont atteintes par le fléau et guérissent.

Est-il permis de douter maintenant de la non-transmissibilité du choléra ? Non certes, et ces faits sont tellement concluants que le conseil de médecine de Moscou n'hésite pas un seul instant à déclarer :

« Qu'il est convaincu que ni les effets, ni les marchandises, « ni les individus ne peuvent propager le choléra. »

Le conseil d'Astrakan déclare également que « *le choléra* « *n'est contagieux ni par contact d'individus, ni par contact* « *d'effets.* »

Des opinions identiques émanent :

Des médecins de Tiflis, de ceux de Nichnii-Nowgorod, de ceux de Savatoff.

Ces déclarations unanimes des principales sociétés savantes de l'Europe déterminent le gouvernement Autrichien à faire cesser, comme l'indique l'*Observateur* du 27 septembre 1831, « les me- « sures d'isolement et toutes autres ordonnances prescrites par la « doctrine contagioniste ; à abolir les *cordons sanitaires* qui rem- « plissent les familles d'une crainte funeste et qui entravent et « ruinent le commerce. »

Enfin, et pour couronner cette victoire presque générale de la vérité de la non-contagion, l'Académie française de médecine déclare qu'il est aussi inutile que dangereux d'isoler les quartiers, de cerner les maisons, d'arracher par la violence les malades de leur domicile.

MAINTENANT est-il vrai, oui ou non, que la doctrine contagioniste repose sur des arguments sans valeur?

Est-il vrai, oui ou non, que la non-contagiosité du choléra épidémique est manifeste, indéniable?

Lorsque les faits affirment avec une telle force, la théorie contraire doit s'incliner.

Lyon, le 25 juin 1868.

L. DELERUE.

Place Louis XVI, 19.